AF466139

DES
ALTITUDES EN MÉDECINE

PAR

le Dr Marcellin CAZAUX
Président de la Société d'hydrologie médicale de Paris,
Membre de plusieurs Sociétés savantes,
Chevalier de la Légion d'honneur, Officier d'Académie, etc.
Médecin-consultant aux Eaux-Bonnes (Basses-Pyrénées).

Annales de la Société
d'hydrologie et climatologie médicales.
(Séance du 7 avril 1902.)

PARIS
C. NAUD, ÉDITEUR, 3, RUE RACINE
—
1902

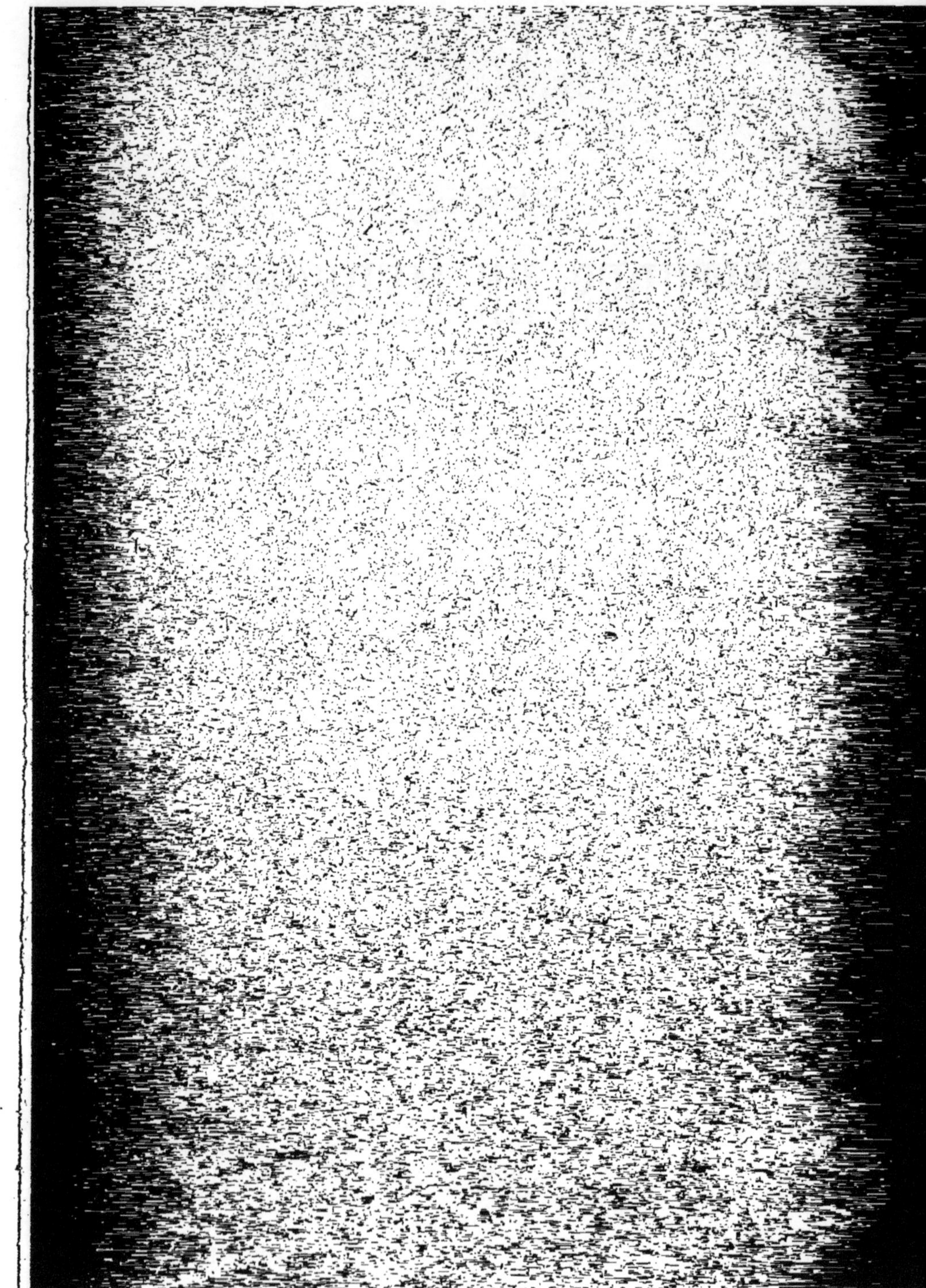

DES

ALTITUDES EN MÉDECINE

PAR

le Dr Marcellin CAZAUX

Président de la Société d'hydrologie médicale de Paris,
Membre de plusieurs Sociétés savantes,
Chevalier de la Légion d'honneur, Officier d'Académie, etc.
Médecin-consultant aux Eaux-Bonnes (Basses-Pyrénées).

Annales de la Société
d'hydrologie et climatologie médicales.
(Séance du 7 avril 1902.)

PARIS
C. NAUD, ÉDITEUR, 3, RUE RACINE

1902

DES

ALTITUDES EN MÉDECINE

PAR

le Dr Marcellin CAZAUX

Les effets des altitudes sur l'être vivant, à l'état de santé et de maladie, sont si diversement interprétés par les savants qu'il nous a paru opportun de porter le sujet à cette tribune.

Cette intéressante question n'est pas nouvelle ; elle a été traitée par Lombard (de Genève), Jaccoud, La Harpe, Sabourin, etc., et, il y quatre ans, par le Dr Paul Regnard qui lui a donné une grande extension et en a fait une étude très habile, très claire et très documentée. Nous ne saurions mieux faire que de lui emprunter ses principales divisions dans l'ordonnancement de ce petit travail.

Vous savez que le mot altitude signifie : élévation au-dessus du niveau de la mer ; en médecine, nous pouvons, du moins jusqu'à nouvel ordre, regarder la « cure d'altitude » comme synonyme de la « cure de montagne ».

Pour M. Regnard, les *hautes stations* sont celles situées au-dessus de 1,800 mètres jusqu'à 2,683 mètres, qui est la cote du Faulhorn, dans les Alpes Bernoises; il appelle *altitudes proprement dites* celles comprises entre 1,200 et 1,800 mètres, et *intermédiaires*, celles inférieures à 1,200 mètres. Il ne mentionne que cinq de ces dernières, toutes en Suisse et au-dessous de 1,000 mètres.

Afin de bien fixer les idées et d'apporter le plus de précision possible, nous allons modifier légèrement cette classification et ranger les hauteurs dans les trois zones suivantes :

Altitudes supérieures : 2,000 mètres et au-dessus.
— moyennes : 1,200 à 2,000 mètres.
— inférieures : 400 à 1,200 —

Celles au-dessous de 400 mètres ne se différencient pas suffisamment des climats de plaine pour être mises en ligne de compte.

CHAPITRE PREMIER

Altitudes supérieures.

Elles jouent un rôle secondaire au point de vue médical, car si nous voyons d'intrépides ascensionnistes y séjourner l'été, comme le comte Russell au sommet du Vignemale (3,298 m.), et d'autres au Faulhorn, dont nous avons parlé, au lac Noir (2,589 m.), au Riffelhaus (2,569 m.) et au Riffelalp (2,227 m.) (massif du Mont-Rose), à la Furka (2,436 m.) (Haut-Valais), et à maints autres sites analogues, c'est là le fait de gens bien portants ou, tout au plus, fatigués; les malades sérieux n'ont pas intérêt à affronter les intempéries de ces hautes régions.

D'ailleurs, ce que nous avons à en dire sous le rapport physique et météorologique rentrera tout naturellement dans l'exposé du chapitre qui suit.

CHAPITRE II

Altitudes moyennes.

De fait, c'est bien entre 1,200 et 2,000 mètres que se trouvent les sites les plus fréquentés; c'est là que l'on a étudié, d'une façon plus suivie et plus nette les phénomènes physiologiques et les effets thérapeutiques qui en découlent. C'est là que nous rencontrerons le plus grand nombre de stations estivales et toutes les stations d'hiver consacrées aux vrais malades.

Il est donc utile de passer une revue rapide des divers éléments qui les caractérisent.

Oxygène. — La composition de l'air analysé aux diverses hauteurs et jusqu'à 15 kilomètres, par les aéronautes, reste la même que dans la plaine et se traduit, pour 100 volumes, par :

Oxygène	20,79
Azote	78,27
Argon	0,94

Mais le volume variant avec la pression, un litre d'air à une demi-atmosphère, par exemple, ne pèsera plus 1 gr. 297, mais ce chiffres divisé par 2, soit 0,648 ; l'aspiration d'un litre de cet air n'introduira donc plus dans le poumon que 0,129 d'oxygène, moitié de la dose ordinaire.

Acide carbonique. — Il compte pour quelques dix-millièmes en plus sur les hauteurs, mais ce fait n'a pas grande importance, pas plus que la présence d'une quantité un peu plus forte d'ozone, par suite, sans doute, des orages fréquents de l'été.

De même pour quelques sels d'ammoniaque, de soude, de chaux, qui flottent habituellement dans l'atmosphère.

Poussières. — Mais il en est autrement eu égard aux poussières qui flottent au-dessus de la plaine, surtout au-dessus des grandes villes, et qui sont formées de charbon, de poils des animaux et des plantes, de carapaces de diatomées, de cristaux divers, de spores de champignons, de pollen de fleurs, etc. On décèle, mélangés à ces poussières, des germes de moisissures que Miquel a comptés au nombre de 15 par litre d'air ; or, si l'on réfléchit que nous aspirons, par jour, 10,000 litres de ce mélange gazeux, on voit qu'il vient au contact des bronches un total de 150,000 de ces moisissures ; la plupart sont heureusement inoffensives.

Bactéries. — Mais il s'y mélange aussi des microbes susceptibles de fermenter et d'engendrer des maladies, tels que bacilles, coccus, spirilles, etc. Un mètre cube d'air en contiendrait :

Sur l'Atlantique, à 100 kilom. des côtes..	0,6
— à moins de 100 kilom.,	1,8
A Paris, au sommet du Panthéon.......	200
— à Montsouris.................	480
— dans une maison neuve.......	4.500
— — vieille......	36.000
— à l'hôpital de la Pitié..........	79.000

Ainsi s'explique la naissance et la propagation des maladies infectieuses : fièvre typhoïde, pneumonie, érysipèle, tuberculose, etc., bien que l'injection sous-cutanée de ces poussières diluées ne soit pas directement pathogène.

Pour nous renseigner sur l'atmosphère des hauteurs à ce point de vue, MM. Miquel et Freudenreich ont également analysé dix mètres cubes d'air pris à différents niveaux. Ils en ont conclu que le nombre des microphytes diminue rapidement à mesure qu'on s'élève, soit parce qu'ils ne trouvent plus des éléments de vie, soit parce qu'on s'éloigne des foyers producteurs, en sorte que, au-dessus de 2,000 mètres, l'atmosphère est dépourvue de micro-organismes.

Le fait se constate aussi dans une ascension en ballon ; Christiani ne découvrait plus de bactéries à 1,100 mètres, même dans la verticale d'une grande ville.

Pression barométrique. — Elle est d'autant plus faible que l'on monte davantage, d'où diminution du poids de 15,500 kil. que supporte, au niveau de la mer, le corps d'un homme de moyenne grosseur et de taille ordinaire. Ce poids, agissant d'ailleurs dans tous les sens, est compensé, à l'état normal, par l'élasticité des fluides intérieurs qui maintiennent l'organisme en équilibre; mais la raréfaction de l'air, poussée un peu loin, n'en joue pas moins un rôle important, tantôt au point de vue pathologique, tantôt au point de vue thérapeutique.

Le baromètre n'indique pas la hauteur d'après une loi constante et absolue; la décroissance progressive de la densité de l'air rend le problème un peu compliqué et a exigé des calculs qui se résument dans les formules de Laplace et de Babinet.

Voici les noms de quelques stations avec leur altitude réelle d'une part, leur degré barométrique et l'altitude théorique correspondante d'autre part :

Stations	Baromètre	Altitude
La mer	76 c.	0 m.
Churwalden (1,270 m.)	65	1,245
Morgins (1,343 m.)	64	1,368
Leysin (1,450 m.)	63	1,494
Davos-Platz (1,560 m.)	62	1,621
Zermatt (1,630 m.)	»	»
Samaden (1,728 m.)	61	1,751
Maloja (1,811 m.)	60	1,882
Saint-Moritz (1,856 m.)	»	»
Arosa (1,892 m.)	»	»
Arolla (2,003)	59	2,016

Sous le rapport médical, il n'est pas utile de monter plus haut; ajoutons néanmoins, comme curieux à connaître, que, à l'hôtel du sommet de la Jungfrau (4,173 m.), le baromètre marque 45 c.; à l'observatoire du Mont-Blanc (4,810 m.), 42 c.; à la passe de Parang (5,835 m.), le plus haut site fréquenté par l'homme, 37 c., et enfin, au mont Everest (massif de l'Himalaya), le point le plus élevé du globe, 248 millimètres seulement.

Nous savons tous que le point d'ébullition de l'eau baisse en même temps que la tension de l'air; à Saint-Moritz, par exemple, l'eau distillée bout à 86°. Dans ces régions étranges, il règne un grand silence, non seulement parce que la faune y est très espacée, mais aussi parce que l'air raréfié est mauvais conducteur des ondes sonores : circonstance favorable pour certains malades, fâcheuse pour d'autres qui redoutent la solitude.

Température. — Le thermomètre descend à mesure que l'on s'élève, à l'ombre, bien entendu. Martins avait noté un abaissement de 1° pour 141 mètres ascensionnels; Lombard allègue que cet abaissement varie suivant les régions et que s'il y a, en effet, un degré en moins pour 141 mètres sur le Ventoux, il faut porter ce dernier chiffre à 168 mètres pour le Saint-Gothard et à 188 mètres pour le Saint-Bernard. Ce qu'il faut retenir, c'est que la loi de décroissance est vraie de façon générale, mais variable quant au nombre de degrés : le ballon *l'Aérophile* a enregistré une température de —66° à 15 kil. 500.

Les lacs ont un effet mauvais ou bon selon les saisons; réservoirs de chaleur, ils rendent les localités voisines encore plus intolérables l'été, tandis qu'en automne, en restituant le calorique, ils les maintiennent à une température plus douce et plus constante. C'est pour cela que l'arrière-saison est surtout agréable dans les villes qui bordent les lacs de Genève, de Lucerne, de Zurich, etc., tandis qu'il faut monter plus haut pendant les mois caniculaires.

Les pentes de montagne ont également une fonction : recevant moins obliquement les rayons du soleil, elles s'échauffent davantage; c'est une des principales raisons de la chaleur qui règne, l'*hiver*, dans les hautes régions; l'air froid, plus lourd, descend dans les vallées pour y former de la brume ou des brouillards, tandis que l'air des sommets, chaud et dilaté, reste éloigné de son point de saturation et conserve, par conséquent, sa transparence et son éclat.

Ce fait explique encore les grandes différences de température que l'on y constate entre l'ombre et le soleil; Frankland a dressé un tableau à l'aide du thermomètre à boule noircie; nous y relevons les chiffres suivants :

	Altitude	Ombre	Soleil
Oatland-Park (Angleterre).	46m	30°	41°,5
Pontresina (Suisse)........	1.800m	26°,5	44°
Bernina-Hospice (Suisse)...	2.330m	19°,1	46°,4

Vous voyez qu'il y a loin avec nos villes d'hiver du Midi où nous avons, néanmoins, entendu parfois les malades se plaindre de l'écart de température entre l'ombre et le soleil.

C'est en vertu de cette action directe des rayons solaires

et de la diathermanéité de l'atmosphère que, vers 1,500 à 1,800 mètres, on peut se promener par — 10° en costume léger; l'air froid et sec ne dépose pas dans nos vêtements l'humidité de condensation qu'il faut réchauffer, en plaine, de nos propres calories. « Le corps au chaud dans l'air frais et sec, dit le Dr Regnard, voilà la caractéristique de la vie à la montagne pendant l'hiver. »

Il va sans dire que les jours de neige, les malades resteront dans les chambres ou les galeries qui sont spécialement aménagées.

On voit quelquefois aussi la neige, mais elle ne dure pas et fond vite; la température se tient d'ordinaire dans les environs de 20°.

Pluies et vents. — Il survient une baisse à la suite de pluies prolongées où le thermomètre peut descendre jusqu'à +3°, mais passagèrement. Le Jura est particulièrement pluvieux sous l'influence du vent d'ouest qui apporte les vésicules aqueuses de l'océan. Celles-ci vont ensuite arroser les flancs ouest des Alpes Vaudoises, de sorte que les vallées orientales et le Valais sont bien plus secs (à Zermatt, seulement 540 millimètres d'eau, dans l'année; très peu également dans le massif central des Grisons et l'Engadine).

On peut faire la même remarque dans les Pyrénées; le vent d'ouest amène la pluie, de temps à autre, dans les montagnes du sud-ouest, tandis que celles des Pyrénées-Orientales sont relativement très sèches, malgré le voisinage de la Méditerranée.

Mais ce vent d'ouest ou sud-ouest venant de l'océan, n'est pas froid; les vents du nord et de l'est, au contraire, qui règnent parfois en hiver sur les sommets peuvent causer des accidents, si l'on ne s'en gare.

Il y a un vent chaud du sud qui souffle sur les Alpes, surtout au printemps et à l'automne, et qui est connu sous le nom de *Fœhn;* il déracine les arbres, *mange la neige*, et provoque chez l'homme une dépression physique et morale des plus *sensibles*. Nous ne saurions partager l'avis de

M. Regnard qui le regarde comme un courant cyclonien parti de l'Italie pour franchir les Alpes du Gothard et du Mont-Rose, (où il déverserait beaucoup d'eau), s'échauffer sur le versant nord, se charger de nouveau de vapeurs aqueuses au contact de la neige et des glaciers et se résoudre encore une fois en fortes pluies. Nous nous rangeons plutôt à l'opinion ancienne qui considérait le fœhn, comme venant du Sahara ; nous avons aux Pyrénées, un vent analogue beaucoup plus faible et plus rare, mais chaud et déprimant aussi ; nous le considérons comme le dernier souffle du sirocco venant s'adoucir et mourir le long de la chaîne.

Quant aux *brouillards*, ils sont clairsemés en hiver et en été, dans les hautes stations, mais assez fréquents au printemps et à l'automne dans les Alpes. Cela est vrai aussi pour le printemps dans l'Auvergne et les Pyrénées, mais non pour l'automne; les mois de septembre et octobre sont d'ordinaire beaux et secs dans ces dernières régions et c'est la saison la plus favorable aux ascensionnistes. Ajoutons même que les sections méridionales du Club Alpin n'interrompent que pendant une courte période leurs ascensions hebdomadaires.

Lumière. — Grâce à la transparence de l'air et à l'absence de vapeur d'eau, la luminosité est des plus remarquables dans les grandes altitudes, plus encore en hiver où le plein soleil dure trois à quatre heures en janvier, quatre à cinq heures en février, sept heures et plus en mars; les radiations colorées donnent lieu à de magnifiques levers et couchers de l'astre; les rayons chimiques doivent aussi posséder plus d'énergie, puisque les temps de pose sont plus courts, au dire des photographes.

Végétation. — Il semblerait que la vie des animaux dût être moins active en montagne, car nous voyons les végétaux se rapetisser et se rabougrir à mesure qu'on s'élève.

A 1,000 mètres, le bois à feuille caduque commence à disparaître.

A 1,300 mètres, ne subsistent guère que les sapins et les mélèzes ; le gazon devient dur.

A 1,800 mètres, le sapin lui-même dégénère.

A 2,400 mètres, tout près de la région des neiges éternelles, on ne trouve plus que des herbes maigres et sèches.

C'est la moindre tension de l'oxygène qui arrête la germination dans la montagne comme sous la cloche, mais c'est surtout la perspiration très active du végétal dans l'air raréfié qui nuit à son évolution ; c'est le dessèchement qui le fait périr, tandis que les animaux peuvent boire à leur guise.

Hors cela, nous voyons le végétal lutter pour s'adapter au milieu ; comme l'animal multiplie ses organes de respiration et d'oxydation, la plante, disposant d'une quantité moindre d'acide carbonique, travaille à l'augmentation de la chlorophylle, élément assimilateur, et du tissu de la feuille qui la contient ; ce qui explique les couleurs plus belles et plus éclatantes des fleurs de la montagne et ce qui prouve que l'activité du règne végétal s'y exerce dans le même sens que celle du règne animal.

Action physiologique.

Effets généraux. — On revient souvent d'une simple excursion dans la haute montagne les lèvres sèches et le teint hâlé.

Si l'on y séjourne, il survient un peu d'insomnie, parfois des palpitations et de la dyspnée, mais seulement chez les névropathes ; les sécrétions muqueuses sont moindres, surtout chez les catarrheux ; l'urine est plus concentrée ; l'appétit s'accroît, le corps paraît plus léger et plus résistant ; cette énergie physique et intellectuelle peut se maintenir un temps plus ou moins long après la descente, surtout chez les simples convalescents.

Mal de montagne. — Il ne se fait guère sentir qu'au-dessus de 2,600 mètres ; nous en avons décrit les causes et les symptômes dans un mémoire lu en 1897 à cette tribune; nous pensons avoir prouvé que l'anoxyhémie y joue un rôle bien faible et qu'il est dû en partie à la décompression par raréfaction de l'air et en partie au froid et surtout à la fatigue; ce qui explique que des savants, comme M. Janssen, qui se font transporter à bras d'hommes au sommet du Mont-Blanc, ne l'éprouve pas et que des aéronautes ont pu, sans le ressentir, faire de grandes ascensions. Si Crocé-Spinelli et Sivel ont succombé à 8,600 mètres, la colonne barométrique marquant 26 c., Glaisher a pu, de son côté, s'élever jusqu'à 8,838 mètres sans mourir ni même avoir le mal de montagne.

Personnellement, nous avons plusieurs fois, comme bien d'autres, escaladé le pic de Ger (2,612 m.) qui domine les Eaux-Bonnes sans éprouver le moindre inconvénient; de même pour le pic du Midi d'Ossau (2,887 m.), mais à condition, cela va sans dire, de monter lentement et à pas comptés; chaque fois que nous avons été témoin de quelque incident, c'était chez des excursionnistes qui marchaient trop vite et exagéraient ainsi leur travail musculaire.

Hypercythémie. — Le résultat primordial et prépondérant du séjour en altitude, c'est l'augmentation des globules rouges du sang et de l'hémoglobine; ce qui permet une plus forte absorption d'oxygène. Ainsi, nos mammifères herbivores n'ont donné à Paul Bert que 10 à 12 c^3 d'oxygène par 100 c^3 de sang, tandis que, entre autres animaux vivant à La Paz (Bolivie), à plus de 3,700 mètres, la vigogne a donné 19 c^3 et le lama 21,c^{3}6; d'où l'on déduit que les animaux des hauts lieux ont un sang à capacité d'absorption pour l'oxygène bien supérieure à celle des animaux de la plaine et, par ce fait, ne se ressentent pas de la raréfaction de l'air; car, si la combinaison oxyhémoglobique est moins riche, la plus grande quantité d'hémoglobine compense le déficit.

Pour contrôler les recherches précédentes, Müntz transporta, en 1883, des lapins de Tarbes à l'observatoire du pic du Midi de Bigorre et sacrifia leurs descendants en 1890; voici les chiffres fournis par l'examen du sang :

	Matières fixes pour 100	Fer métallique pour 100 gr. de sang	Oxygène absorbé par 100 gr. de sang
	—	—	—
Lapins du pic (moyenne)..	21,88	70mg,2	17 c³,28
— de la plaine (moy.).	15,75	40mg,3	9 c³,56

On voit que, dans les générations nées à l'observatoire, le sang s'est enrichi en hémoglobine, selon qu'il ressort de l'accroissement des matières fixes et du fer, et par suite, est devenu apte à fixer une plus grande quantité d'oxygène.

Il ne paraît pas d'ailleurs qu'un si long séjour soit nécessaire pour amener ces modifications, comme le prouve l'analyse comparée du sang de moutons transportés seulement depuis six semaines sur les flancs du même pic du Midi, entre 2,300 et 2,700 mètres d'altitude.

	Matières fixes pour 100	Fer métallique pour 100 gr. de sang	Oxygène absorbé par 100 gr. de sang
	—	—	—
Moutons de la montagne.	18,19	60mg,4	17 c³,47
— de la plaine.....	13,58	32mg,5	7 c³,32

Cet enrichissement du sang peut, d'ailleurs, s'accomplir en un temps très court. Ainsi, Viault qui ne comptait, à Lima, que 5,000,000 d'érythrocytes par millimètre cube, en notait 7,300,000 à Morococha, après quinze jours de séjour dans la Cordillère.

D'autres expériences, poursuivies en France, ont donné à Viault des résultats analogues; citons-en seulement quelques-unes :

Une lapine adulte, qui n'accusait à Bordeaux que 4,520,000 globules, en présentait 6,440,000 après quinze jours de résidence au Pic du Midi (2,877 m.); un coq en avait 3,660,000 au lieu de 2,760,000 au moment de son départ des bords de la Garonne; et ainsi des autres. On remarque surtout dans le sang un nombre prodigieux de globulins en voie de formation. Notre confrère estime que, chez l'homme, l'accroissement ne serait très prononcé qu'au-dessus de 3,000 mètres; cependant il vit son propre chiffre d'érythrocytes s'élever, dans les conditions relatées plus haut, de 4,730,000 à 5,230,000, soit un demi-million en plus par millimètre cube, ce qui n'est nullement à dédaigner et lui donne tort, car nous verrons plus loin que les altitudes inférieures suffisent déjà à provoquer un certain degré d'hypercythémie.

Le Dr Regnard a voulu contrôler ces observations au laboratoire, en tenant les animaux sous une dépression déterminée constante; au bout d'un mois, il sacrifie le cobaye et trouve que le sang absorbe 21 c³ d'oxygène pour 100, tandis que les cobayes témoins, en liberté, offrent un sang qui absorbe seulement de 14 à 17 c³; d'où il est à conclure que ce n'est pas la bise, le froid, l'appétit et l'alimentation accrus qui ont modifié et augmenté la capacité pour l'oxygène du sang des premiers animaux, mais bien le fait d'avoir vécu dans l'air raréfié.

En 1891, Egger fit, à Arosa (1,860 m.), de nombreuses expériences pour vérifier les dires de Viault; il trouva une augmentation globulaire de 702,000 chez les bien portants, et de 982,000 chez les tuberculeux. Dès le retour à la plaine, le nombre des corpuscules diminue de nouveau, même jusqu'à la normale; malgré cela, la cure reste utile, car elle a modifié le terrain et rendu des forces à l'organisme.

Mercier, de Zurich, répéta ces recherches à Arosa, dans l'hiver de 1893; il trouva la moyenne plus forte chez les tuberculeux : la ventilation de leurs poumons étant incomplète, il leur faut plus d'érythrocytes pour compenser le déficit en oxygène respiré.

Chez tous, l'augmentation numérique se produit rapidement et, dès les premiers jours, c'est une véritable explosion de microcytes qui oscillera pour prendre un équilibre à peu près fixe au bout de quatre à six mois. Cette prolifération est favorisée par un mouvement modéré et contrariée par le surmenage et une nourriture insuffisante.

Le chiffre ordinaire de la femme (4 millions et demi

tend à se rapprocher de celui de l'homme; on constate chez elle une poussée très rapide de globulins qui sont, d'ailleurs, toujours plus nombreux que les macrocytes. Dans les premiers temps, ces globulins ne sont pas encore imprégnés d'hémoglobine, celle-ci baissant plutôt à la première phase et n'atteignant son maximum qu'à la fin de la période d'acclimatement (augmentation : 16,3 pour 100 chez l'homme, en 33 jours; 16 pour 100 chez le lapin, en 27 jours).

Ces assertions ont été contrôlées expérimentalement par Sellier qui a imaginé d'ingénieux appareils pour étudier l'influence des milieux pauvres en oxygène sur la richesse globulaire des cailles principalement; il résulte de ses travaux que, si la tension de l'oxygène vient à diminuer pour une raison quelconque, il s'opère une prolifération, d'abord de microcytes, puis de globules imprégnés d'hémoglobine, qui restaurent au plus tôt le taux de l'oxygène nécessaire aux échanges intimes. Il y aurait, en outre, proportionnalité entre cette hypercythémie et l'altitude, en sorte que si l'on cite le nombre des globules du sang d'un animal, il faut y ajouter le degré de la pression atmosphérique.

Si l'on admet le chiffre de 5,000,000 comme moyenne de la plaine, on aurait :

à 450 mètres................	5.800.000
à 700 —	5.900.000
à 950 —	6.100.000
à 1.800 —	7.100.000

Ces nombres ne sauraient s'appliquer absolument à l'homme, mais ils militent en faveur de la thèse générale de la cytogénèse augmentant en raison de l'altitude.

Au contraire, la vie dans une atmosphère suroxygénée amène la résorption des hématies, mais cette résorption est plus lente que l'explosion de microcytes provenant de l'abaissement de pression.

Le retour à la plaine provoque également une résorption des érythrocytes en excès, mais ce fait ne se produit que chez l'homme sain — chez l'anémique guéri, le chiffre s'arrête au niveau de la normale, le climat, à la manière de nombreux médicaments, agissant différemment chez le bien portant et chez le valétudinaire.

Même si les globules retombaient au chiffre primitif, le séjour en montagne n'aurait pas été inutile, puisque les tissus, irrigués par un sang plus riche en oxyhémoglobine, ont repris leurs aptitudes, en même temps que les forces nerveuses et musculaires restaurées permettaient de reprendre la vie commune.

Respiration. — Comme c'était à prévoir, et nous le répétons, à mesure qu'on s'élève, le nombre des inspirations augmente, car la pauvreté de l'air en oxygène doit être compensée par une ventilation plus active du poumon; dès les premiers jours, les microcytes pullulent, pour ainsi dire, et s'imprègnent d'hémoglobine plus ou moins vite, selon les auteurs, mais ils ne tardent guère en tout cas, ce qui leur permet de fixer de l'oxygène.

D'après Véraguth, qui s'est étudié lui-même, la fréquence et l'amplitude des inspirations s'accroissent pendant huit jours environ; au lieu de 25 à 27 litres d'air qu'il aspirait à Zurich (470 m.), il en aspirait 33 à 35 à Saint-Moritz (1,769 m.).

Circulation. — Le pouls du même observateur s'accélérait de 10 à 20 pulsations, pour retomber également après une dizaine de jours; le fait a été explicitement confirmé par Weber et Jaccoud; on sait, d'ailleurs, qu'il se produit en ballon, Gay-Lussac ayant vu son pouls monter de 50 à 82, et Biot de 79 à 111.

Une fois les globules rouges formés en nombre suffisant, le but de la nature qui lutte pour maintenir l'équilibre des éléments sanguins est rempli; alors le cœur reprend son rythme, de même que la ventilation des poumons se rapproche de nouveau de la normale.

Combustions organiques. — Paul Bert, avec des méthodes imparfaites, avait vu néanmoins que plus l'oxygène se fait rare, plus les combustions se ralentissent dans les premiers moments. Le Dr Regnard a perfectionné la technique et montré que ce ralentissement est à peu près proportionnel à la diminution de pression; puis les globulins commencent à naître; l'hémoglobine les teint et les combustions se rétablissent au point de dépasser la normale. Au moment où la pression revient à l'état premier, il en est de même des combustions; l'acide carbonique retombe à son taux ordinaire ou légèrement accru.

Le même expérimentateur n'a pas constaté de différence sensible dans l'excrétion de l'azote total, mais il opérait sur des tourterelles qui ne rendent guère que de l'acide urique.

Fraenkel et Geppert ont trouvé le taux de l'urée éliminée très augmenté chez des chiens mis en dépression sous cloche.

On peut admettre, comme résultat d'ensemble, que l'urée excrétée est en quantité moindre les premiers jours et se relève ensuite; Jaccoud est convaincu de l'activité plus grande des combustions organiques.

La *vapeur d'eau* éliminée dans les altitudes accuse un chiffre plus fort que dans les vallées.

La *chaleur animale* baissait chez les sujets de Paul Bert; mais il faut considérer qu'ils étaient attachés sous cloche, ce qui est une cause de refroidissement. Des observations répétées par d'autres physiologistes n'ont pas signalé de différence notable.

Le *poids du corps* paraît diminuer chez les garçons d'hôtel et les touristes qui marchent beaucoup et font plus de muscle que de graisse; mais les malades qui s'assujettissent à la cure engraissent pour la plupart, faisant peu d'exercice et ayant beaucoup d'appétit, grâce à l'air vif et frais des hauteurs.

Hypsiatrie.

Le moment est venu d'appliquer les notions générales que nous venons d'exposer, de faire de l'*hypsiatrie*, selon l'heureuse expression de M. Regnard.

On regarde d'ordinaire le Dr Spengler comme ayant eu le premier l'idée d'envoyer les malades de la poitrine en Engadine, où il avait été frappé par l'absence de la tuberculose; mais, au rapport du Dr Schnepp, ancien médecin de marine, qui publia, en 1864, une notice sur ce sujet, l'observation avait été déjà faite dans des régions bien éloignées les unes des autres, puisque des phtisiques étaient, de longue date, envoyés sur les hauteurs, soit dans la Cordillère des Andes, soit dans le Turkestan russe, surtout près de Samarkand.

Quoi qu'il en soit, c'est en 1862 que quelques tuberculeux montèrent à Davos et donnèrent le signal de cette émigration dans les hauts sites alpestres où se sont créées de véritables villes de santé.

Ce n'est que plus tard que l'on a cherché l'explication des effets physiologiques et thérapeutiques, sans y réussir toujours. Peu importe, du reste; le principal est que ces effets soient réels et ils le sont, grâce sans doute au réveil de l'appétit qui stimule le mouvement nutritif, à la respiration plus active qui déplisse les alvéoles des sommets pulmonaires, et surtout à l'hypercythémie et à l'augmentation de l'hémoglobine qui en est le corollaire; tous ces éléments concourent pour réparer les tissus, fortifier l'organisme et lui permettre de résister avec succès à l'attaque des divers microbes pathogènes.

Dans une station parfaite, il n'y aurait ni vent, ni pluie, ni brouillard, ni froid, ni chaud. Inutile de dire que ces conditions réunies n'existent pas et qu'il faut seulement chercher à s'en rapprocher le plus possible.

Au-dessus de 2,000 mètres, on est exposé à des tourmentes froides. Ces sites ne sont donc possibles, comme nous l'avons dit, que pour des sujets encore solides et pour des périodes de temps très courtes.

De 1,200 à 2,000 mètres, le vent perd beaucoup de sa force; il reste encore un peu trop violent dans certains points mal protégés de la Haute-Engadine; mais dans la plupart des stations, il est modéré et souvent agréable.

Il est à désirer que l'endroit ne soit pas trop encaissé,

repose sur un terrain perméable et un peu incliné et soit environné de forêts, de préférence de forêts de sapins qui gardent moins l'humidité.

Il va sans dire que l'on aura de l'eau potable excellente (ce qui ne devient difficile que sur les points les plus élevés) et qu'on sera pourvu au moins des denrées nécessaires à une alimentation saine et abondante.

Pour les malades destinés aux hautes stations, il sera mieux, si c'est possible, de faire le trajet en plusieurs fois et graduellement; mais qu'ils fassent leur cure plus ou moins haut, en hiver ou en été, il faudra faire un long séjour si l'on veut obtenir des résultats sérieux et durables.

Indications thérapeutiques.

Anémies. — C'est dans les anémies, on doit le prévoir, que triomphe le climat de montagne, quelle qu'en soit la forme. La chlorose et la chloro-anémie des jeunes gens, avec pâleur de la face, souffle cardiaque ou veineux, dyspnée, etc., sont modifiées d'autant mieux que l'on peut y joindre un traitement balnéaire et, dans les cas voulus, l'administration du fer. Dans les autres anémies simples, succédant à des affections aiguës ou chroniques, comme dans l'anémie palustre sans accès pernicieux, le succès est rapide; c'est empiriquement que, dans les pays chauds, on envoie cette catégorie de valétudinaires respirer à 1,200 ou 1,500 mètres.

Les *convalescences* qui traînent, soit après des maladies infectieuses, soit à la suite d'opérations graves, marcheront bien, surtout si l'on peut faire l'ascension en deux ou trois fois.

Bon nombre de *dyspepsies* seront entièrement guéries par la montagne, l'appétit se réveillant à mesure que l'hyperglobulie se prononce et le régime étant devenu plus simple et plus sain; le laitage, les œufs, les légumes verts, les viandes blanches forment, en effet, la base de la nourriture dans les hôtels ou chalets des montagnes.

Certaines *dermatoses* s'amendent sur les hauteurs, grâce en partie, sans doute, à ce régime sobre auquel sont astreints les malades, parfois malgré eux, mais pour leur plus grand bien.

La *neurasthénie*, dans certaines de ses formes, s'améliore sensiblement et, d'autant plus, si l'on a les moyens de baigner et doucher les gens qui doivent au surmenage ou à des émotions tristes l'anémie et la dyspepsie qui sont le fond de leur mal.

D'autres *psychopathies* peuvent aussi s'amender par l'air de la montagne et de saines distractions, telles que la chasse, la pêche, les herborisations, les collectionnements des insectes, des minéraux, etc. Si l'on a affaire à des mélancoliques, on ne les laissera pas seuls, par crainte de chutes volontaires ou accidentelles.

Bronchites chroniques. — Il faut user de précautions avec cette classe de malades à qui il faut éviter les transitions brusques de température. Nous verrons plus loin qu'il n'y a pas les mêmes périls dans les stations au-dessous de 1,200 mètres qui offrent, au contraire, des avantages positifs.

Enfin, la *tuberculose pulmonaire* trouve dans les climats moyens un de ses plus puissants modificateurs.

Il y a pour les phtisiques d'excellents séjours d'été et d'hiver dans plusieurs points de la Suisse, qui leur sont en grande partie réservés et qui devraient leur être exclusivement réservés, d'après M. Regnard. Andermatt, Leysin, Wiesen, Hospenthal, Davos, Arosa, compris, en effet, entre 1,444 et 1,892 mètres, leur offrent, dans de bonnes conditions, les avantages des hauteurs combinés avec toutes les ressources hygiéniques, alimentaires et médicinales.

Mais, à notre avis, les indications et les contre-indications de la cure d'altitude ne sont pas assez connues, bien que Jaccoud, un enthousiaste pourtant de cette cure, en ait tracé les règles avec le plus de précision possible.

En premier lieu, les altitudes sont la base de traitement prophylactique pour les candidats à la tuberculose par hérédité, lymphatisme, surmenage, insuffisance thoracique, hypotrophie constitutionnelle.

S'il s'agit d'enrichir le sang, de tonifier le système nerveux, de donner des forces, en un mot, rien ne vaudra la vie et l'exercice approprié sur la haute montagne.

Si l'on a affaire à la phtisie confirmée, le problème devient plus complexe, mais nous pouvons dire, en principe, ce que nous avons dit à propos des eaux minérales : il faut consulter moins l'étendue de la lésion que le mode réactionnel de l'organisme.

Le catarrhe initial des sommets, qui précède ou accompagne fréquemment les premières éruptions tuberculeuses, s'il n'y a pas d'autres éléments contradictoires, milite en faveur des climats élevés.

Si le sujet est porteur d'une lésion bien localisée qui réagit peu sur l'ensemble, les résultats seront rapides et excellents ; si la lésion est plus étendue, le mal plus avancé, mais tenu en respect par une résistance vigoureuse du patient et l'intégrité approximative de ses fonctions, la cure sera encore favorable ; on a même vu quelques caverneux supporter leur ulcération sans qu'elle retentît sur l'organisme et la cicatriser ou du moins, l'isoler, pour ainsi dire, et reprendre ou conserver un état de santé convenable. Mais sachez bien que ces cas sont tout à fait exceptionnels et que les phtisiques avancés doivent, en principe, rester chez eux et dans la plaine ou sur les hauteurs médiocres.

Le grand ennemi, au point de vue de la cure d'altitude, c'est la fièvre qui, quoi qu'on dise, se réveille souvent, et au moindre motif, chez le bacillaire. Or, ce malade qui subit déjà de grosses pertes, si vous le transportez à la montagne, il va se consumer davantage, en vertu de l'excitation nervo-circulatoire provoquée par l'air raréfié, et, en second lieu, en vertu de ses mouvements nutritifs exagérés. MM. Albert Robin et Maurice Binet, dans un travail très consciencieux et très important, vous ont en effet démontré que les oxydations organiques étaient plus actives chez les tuberculeux; ils veulent même voir dans cette augmentation un signe de prédisposition à la bacillose.

Nous savons, d'autre part, que la vie à l'air libre des hauteurs accroît elle-même les combustions intimes de nos tissus.

Si donc vous y envoyez un phtisique fébricitant, vous donnez un coup de fouet à ces combustions dont il est déjà la proie, vous redoublez sa fièvre, vous abrégez ses jours.

Et de fait, la clinique démontre qu'il en est bien ainsi. Je vous ai déjà dit que j'avais vu des tuberculeux à mode réactionnel actif descendre de Panticosa (1,632 m.) plus malades qu'à la montée; j'ai été témoin du même insuccès chez des malades de Davos et Leysin qui auraient mieux fait, évidemment, de rester à leur domicile habituel; mais les malades ont parfois des caprices.

C'est pour cela que nous avons jugé bon d'établir cette loi : que la réaction floride est opposée aux stations hautes et moyennes dont nous nous occupons.

Nous voulons parler surtout de la fièvre de tuberculisation liée à des éruptions granuleuses secondaires, et de la fièvre hectique qui est due à la résorption de produits toxiques et à la consomption générale; l'abstention doit être formelle, même si les lésions sont peu étendues et la déchéance pas encore trop prononcée.

La contre-indication subsiste quand la réaction éréthique provient de foyers pneumoniques tuberculeux qui laissent, après eux, des reliquats tenaces et menacent le patient de nouvelles poussées fébriles.

Mais si cette pneumonie intercurrente arrive vite à résolution complète ou à peu près, et qu'il y ait actuellement apyrexie bien franche, il n'en est pas de même, et le milieu raréfié des sommets peut faire disparaître de légères infiltrations secondaires.

A propos du *catarrhe de ramollissement*, Jaccoud fait une distinction qui paraît rationnelle: lorsqu'il s'agit d'un malade en possession préalable de l'accoutumance à la suite d'un certain séjour sur la hauteur, on peut l'y maintenir sans inconvénient. Dans le cas contraire et si l'hiver est déjà commencé, il y aurait péril à exposer le patient à l'action des basses températures. Le cas est identique pour les malades sujets à des épisodes aigus, tels que bronchites et fluxions pulmonaires ; *en l'absence d'accoutumance*, on risquerait de favoriser la répétition de ces accidents en changeant brusquement de milieu à la mauvaise saison.

Mais la détermination ne doit pas être la même si l'on peut intervenir en été ou en automne ; à ce moment on peut s'élever dans la montagne par transitions bien ménagées, et non seulement l'accoutumance s'acquiert sans encombre, mais le nouveau climat exerce une action des plus heureuses sur les manifestations catarrhales et congestives.

Comme accidents locaux contre-indiquant les hauteurs, nous signalerons les ulcérations *laryngées* que l'on ne confondra pas avec la laryngite catarrhale des tuberculeux, et les *ulcérations intestinales* que l'on distinguera avec soin de la diarrhée, suite de dyspepsie gastro-intestinale ou de catarrhe de l'intestin, qui est, au contraire, favorablement modifiée par la montagne.

Les *hémorragies*, particulièrement les hémoptysies, sont-elles plus fréquentes à la montagne qu'à la plaine ? Des comparaisons faites par Egger à ce point de vue entre les malades d'un hôpital de plaine et les malades de Montreux d'un côté, et ceux de Davos (1,560 m.) et Arosa (1,860 m.) d'autre part, il ressort que, chez les tuberculeux dont les vaisseaux sont pourtant plus fragiles, les hémoptysies sont moins fréquentes à la montagne qu'à la plaine et sont presque constamment dues, quand elles surviennent, à une fatigue ou à un effort. D'ailleurs, lui-même et plusieurs autres savants ont prouvé, par des tracés pris avec l'hémodynamomètre différentiel, que la tension artérielle n'est pas modifiée par une chute brusque de la pression atmosphérique. Ce fait et ses statistiques nous ont plus convaincu que sa théorie.

Le préjugé des hémorragies sur les hauteurs par décompression n'était pas, d'ailleurs, irrationnel, d'autant qu'il s'appuyait sur les fameuses observations de Saussure; mais des ascensions répétées soit sur les plus hauts pics, soit en ballon jusqu'à huit mille mètres, ont fait voir clairement qu'elles n'étaient pas à redouter dans les conditions ordinaires.

Contre-indications. — En dehors de certaines tuberculoses que nous avons définies de notre mieux, il y a quelques autres contre-indications générales des altitudes : en première ligne, les affections aiguës, qu'il est à peine besoin de signaler; puis les maladies cachectiques ou organiques ayant amené un tel état de déchéance qu'il n'y a plus d'espoir de relèvement; l'emphysème étendu et les lésions cardiaques prononcées; le rhumatisme très caractérisé qui craint les moindres transitions atmosphériques; l'épilepsie et les divers troubles cérébraux graves.

Stations d'été. — Ajoutons, en terminant ce chapitre, que toutes les altitudes supérieures et moyennes sont des stations d'été où l'on peut traiter les états morbides que nous avons énumérés. C'est à l'homme de l'art à désigner l'espèce selon les indications tirées de l'idiosyncrasie du sujet et, jusqu'à un certain point, des circonstances extra-médicales. En général, il n'enverra pas au loin un malade ayant à sa portée un site analogue, et plus ou moins adapté à ses habitudes. Il faut convenir, néanmoins, que pour les installations confortables en hauts plateaux, la Suisse a pris les devants depuis longtemps et possède des pensions et hôtels fort nombreux et à tous les prix, ce qui est à considérer.

En France, nous n'avons guère que deux sites élevés à mentionner avec éloges :

Le Montanvert (1,921 m.) avec une véritable *maison de cure* renfermant un bon nombre de chambres, et pouvant servir de haute station complémentaire à Chamonix, sa voisine, et à toutes les localités du Bas-Valais et du Jura, en excluant les bronchitiques et les arthritiques. On y jouit d'une admirable vue sur la *mer de glace;*

Puis, dans une belle vallée alpestre, à cinq heures de voiture de Grasse, l'hôtel climatique de Thorenc (1,277 m.) qui constitue un délicieux séjour estival.

Dans les Pyrénées, quelques sections du Club Alpin ont fixé les emplacements de plusieurs édifices à construire entre 1,400 et 1,800 mètres, mais les capitaux nécessaires y restent encore à l'état latent.

CHAPITRE III

Altitudes inférieures.

Ce chapitre aurait pu, sur bien des points, se fondre avec le précédent; mais il y a aussi quelques différences notables, surtout au point de vue thérapeutique; c'est pour cela qu'il nous a paru plus pratique de le développer séparément, bien que d'une manière concise.

Oxygène. — La composition de l'air, nous l'avons dit, ne change pas sur les hauteurs, principalement sur celles comprises entre 400 et 1,200 mètres dont il est question à présent; il faudra seulement, à cause de la raréfaction, quelques inspirations de plus pour mettre au contact du sang pulmonaire la même quantité du gaz vital. C'est donc une erreur de parler de l'air oxygéné des montagnes; cet air-là est bien plus pur, plus tonique, plus fortifiant, mais non pas à cause de l'un de ses éléments; c'est à l'ensemble de sa composition qu'il doit ses vertus particulières.

Bactéries. — De nombreuses expériences ont mis hors de doute la rareté des poussières et des micro-organismes à mesure qu'on s'élève dans les vallées supérieures. Nous avons vu que Miquel et Freudenreich ont constaté leur absence dans les grandes altitudes. Voici leur tableau de comparaison, d'après des analyses faites, à des époques rapprochées, sur 10 m³ d'air :

1° A une altitude variant de 2,000 à 4,000 mètres	0,0
2° Sur le lac de Thoune (550 m.)	8,0
3° Près de l'hôtel Belle-Vue (lac de Thoune) (560 m.)	25,0
4° Dans une chambre du même hôtel.	600,0
5° Au parc de Montsouris, à Paris	7.600,0
6° Rue de Rivoli, à Paris	55.000,0

On voit, par ce document, que l'on peut qualifier d'authentique et qui est corroboré par un grand nombre d'autres analogues, combien est rapide la diminution des poussières, moisissures et microbes, puisqu'elle se traduit si nettement à la faible altitude de 550 mètres.

Il doit en être ainsi pour expliquer la rareté des épidémies et leur bénignité même à ces hauteurs médiocres, d'après nos propres observations et celles de maints confrères qui ont publié les leurs.

Pression barométrique. — Nous savons que la colonne mercurielle baisse à mesure que l'on monte, mais non pas d'une manière régulière, à cause de la raréfaction progressive de l'air. Nous avons donné les degrés du baromètre en regard des grandes altitudes correspondantes. Voici un tableau complémentaire pour quelques stations inférieures :

Stations	Baromètre	Altitude
La mer	76 c.	0 m.
Tarbes (302 m.)	73	321
Montreux (439 m.)	72	430
Interlaken (558 m.)	71	542
Pfœffers (683 m.)	70	655
Appenzell (778 m.)	69	769
Weissenbourg (874 m.)	68	886
Chamonix (1,050 m.)	67	1,004
Airolo (1,148 m.)	66	1,123
St-Béatenberg (1,148 m.)	66	1,123

Cette correspondance entre le baromètre et l'altitude théorique paraît plus précise dans certaines contrées, car plusieurs observateurs ont noté que le baromètre Fortin baissait de 1 millimètre par 13 mètres dans le massif des Pyrénées voisin des Eaux-Bonnes, et il se trouve que cette dernière station est, très approximativement, à la cote indiquée par le mercure (70 c.).

Température. — Elle est des plus agréables pendant quatre mois de l'année, en général de la fin mai à la fin septembre, le thermomètre oscillant, pendant le jour, entre 18° et 22°; l'air y est plutôt humide, à cause des pluies qui ne sont pas rares : ce qui distingue ce groupe des précédents et lui donne une caractéristique climatique particulière. Ces stations, en effet, si elles n'ont pas les avantages de l'atmosphère desséchante des grandes hauteurs, n'en ont pas, en revanche, les inconvénients; il y aura lieu de leur donner la préférence pour les valétudinaires à tissus irritables, tandis que les torpides ou les simples débilités auront intérêt à être excités par l'air sec et vif des grandes altitudes.

Vents. — Ils sont habituellement modérés dans leur marche et leur température, sauf les quelques journées où règnent les chauds courants du sud dont nous avons parlé et qui font exceptionnellement monter le thermomètre jusqu'à 27° et 28°. Les vents d'ouest et sud-ouest apportent les nuages et la pluie, mais ils ne sont ni forts ni froids; ils ne sont pas rares dans les Alpes, les Pyrénées occidentales, l'Auvergne, le Jura et les Vosges.

Végétation. — La flore de cette zone est des plus riches et des plus variées; elle comprend depuis la petite fleur à la corolle éclatante jusqu'au hêtre noueux et au sapin toujours vert, en passant par les frais gazons, les arbustes de toute sorte et bon nombre d'arbres de haute futaie. Tout est riant ou pittoresque ou grandiose dans les montagnes de ce groupe qui sont d'ailleurs à la portée de tous les mondes et de tous les âges. Il n'y a pas, ici, à craindre le dessèchement dont nous avons parlé; on dispose en abondance d'eau pure, de provisions et de ressources en tout genre qui permettent un long séjour, condition indispensable, nous l'avons dit, pour la cure des états morbides chroniques.

Action physiologique.

Hypercythémie. — Miescher fit, en 1893, des expériences qui sont des plus intéressantes, car elles avaient pour but de savoir si les altitudes médiocres agissaient dans le même sens que les grandes altitudes ; les recherches ont été faites parallèlement sur le sang des doigts de l'homme et sur le sang des artères du lapin, et ont fourni des résultats positifs ; pour une différence de hauteur de 780 mètres (de Bâle, 266 m. à Champéry, 1,052 m.), il y a eu une augmentation d'hémoglobine de 15 pour 100; pour une différence de hauteur de 720 mètres (de Bâle à Serneus, 950 m.), il y a eu une augmentation de 24 pour 100 en moyenne. Ce dernier chiffre aurait lieu de surprendre ; il faut l'attribuer sans doute à la prédominance du nombre des lapins à Serneus.

Les microphytes, d'après ce physiologiste, s'accroîtraient immédiatement et en même temps que le chiffre de l'hémoglobine ; un lapin, né à Serneus, présentait 6,900,000 corpuscules sanguins, trois millions de plus que le maximum chez les animaux nés à Bâle. Ajoutons que, trois semaines après son transfert dans cette dernière ville, le chiffre était tombé de deux millions, selon la règle constante que nous avons formulée.

Ces recherches sont en parfait accord avec celles de Sellier (citées plus haut) qui a vu le chiffre des érythrocytes croître progressivement chez la caille de 5,000,000 à 6,100,000 en s'élevant simplement de 450 à 950 mètres.

Elles sont, du reste, confirmées par l'observation clinique, car il n'est pas un des praticiens exerçant à la montagne qui n'ait eu à constater le prompt retour des couleurs et des forces chez les débilités, principalement chez les enfants arrivés de la plaine pâles, flasques et atones.

Cette amélioration s'opère d'ailleurs sans que l'on puisse noter de modification sensible dans le rythme pulmonaire ou cardiaque. La raréfaction de l'air n'est pas assez prononcée pour amener de grands changements; elle est suffisante néanmoins pour développer la capacité digestive et les combustions organiques; c'est pour cela qu'on se sent plus léger et plus en train que dans la plaine et qu'on voit des gens, plutôt paresseux, entreprendre et mener à bout des promenades et excursions dont ils ne se seraient pas crus capables eux-mêmes.

Indications thérapeutiques.

Elles se rapprochent, en thèse générale, de celles que nous avons énumérées dans le chapitre précédent, sauf pour quelques cas réservés. Encore y a-t-il que dans les états pathologiques s'adaptant aux deux groupes de stations, on aura intérêt, chaque fois, à choisir avec soin et le groupe qui convient le mieux et l'espèce de ce groupe qui doit donner le plus de bénéfices.

Les *anémies*, nous l'avons dit, seront dirigées vers les altitudes proprement dites; mais s'il y a des raisons médicales ou sociales s'opposant à ce séjour, on retirera grand profit des altitudes inférieures dont les effets curatifs répondent aux effets physiologiques que nous avons décrits.

De même pour les *dyspepsies*, si fréquentes chez les citadins qui font bonne chère; elles seront promptement amendées par l'air pur des hauteurs aidé d'un exercice hygiénique et parfois de pratiques balnéaires.

De même encore pour certaines *neurasthénies* peu prononcées dont les causes émotives seront remplacées par les calmes tableaux de la nature.

Nous ne parlons pas des *convalescences* de toute sorte qui sont sensiblement abrégées.

L'*obésité*, au début surtout, peut être arrêtée dans les

basses stations où il est aisé de recourir au procédé d'Œrtel pour prévenir ou corriger la stéatose cardiaque, sans compter la cure hydrominérale qui y est souvent possible.

Le *catarrhe bronchique* n'a plus à craindre les grandes intempéries dans ces cités estivales de la troisième classe ; il a, au contraire, tout à y gagner, soit par l'atmosphère elle-même, soit par les méthodes médicales, hydrologiques ou autres.

J'en dirai autant de la *tuberculose pulmonaire* qui n'est jamais aggravée par les faibles altitudes, comme elle peut l'être par les supérieures, on se le rappelle. Si donc les régions au-dessus de 1,200 mètres sont d'ordinaire interdites aux phtisiques fébricitants, bon nombre de ceux-ci pourront établir leur résidence d'été et d'automne dans les stations inférieures de 400 à 1,200 mètres selon les cas, selon la sensibilité et l'impressionnabilité de chacun. Plus il réagira, moins il montera ; nous avons vu, aux Eaux-Bonnes (750 m.), maints malades qui, par l'air et le repos, arrivaient peu à peu à une période d'apyrexie et de remontement, en même temps qu'il se produisait déjà des modifications stéthoscopiques favorables par la seule influence spéciale de l'atmosphère de montagne. Dans les cas indiqués, on pourra prescrire la cure thermale appropriée et obtenir ainsi des effets plus profonds et plus durables.

J'ajoute que les altitudes inférieures non seulement ne causent pas les hémoptysies, mais les arrêtent ou les diminuent; j'ai démontré, d'ailleurs, dans deux mémoires consacrés à ce sujet, que les eaux minérales elles-mêmes, administrées selon les données de l'art, ne provoquaient d'hémorragie que dans des cas tout à fait exceptionnels et que celles qu'il est donné d'observer chez des malades, préalablement hémoptysiques, sont dues presque toujours à un écart de régime ou à une fatigue.

Les résidences du troisième groupe se rencontrent dans différents pays, principalement en Suisse et en Autriche; mais nous avons, en France, toute une série de stations thermales ou hydrothérapiques qui sont situées et installées pour être en même temps des stations d'air pur et tonique : Eaux-Bonnes, Eaux-Chaudes, Cauterets, Saint-Sauveur, Barèges, Bagnères-de-Bigorre, Luchon, Aulus, Ax-les-Thermes, Vernet-les-Bains, La Preste, dans les Pyrénées ; Royat, Châtel-Guyon, Saint-Nectaire, La Bourboule et le Mont-Dore, en Auvergne ; Allevard et Uriage, dans le Dauphiné ; Brides et Saint-Gervais, dans la Savoie ; Divonne, dans le Jura ; Plombières et Gérardmer, dans les Vosges, etc.

Dans ces cités balnéaires, dont quelques-unes sont des modèles de propreté et d'hygiène, vous trouverez les moyens de soulager et guérir bien des états morbides qui restent réfractaires en plaine et qu'il y aurait danger à faire monter trop haut.

En résumé, les trois classes de stations vous offrent de précieuses ressources et, si vous vous conformez aux préceptes de l'art, vous mettent en mesure de rendre de signalés services à vos malades. C'est notre conviction ; ce sera la vôtre s'il ressort de cet exposé que la montagne renferme de véritables trésors pour le médecin thérapeute.

PARIS. IMP. A. EYMEOUD, 2, PLACE DU CAIRE. — 16471

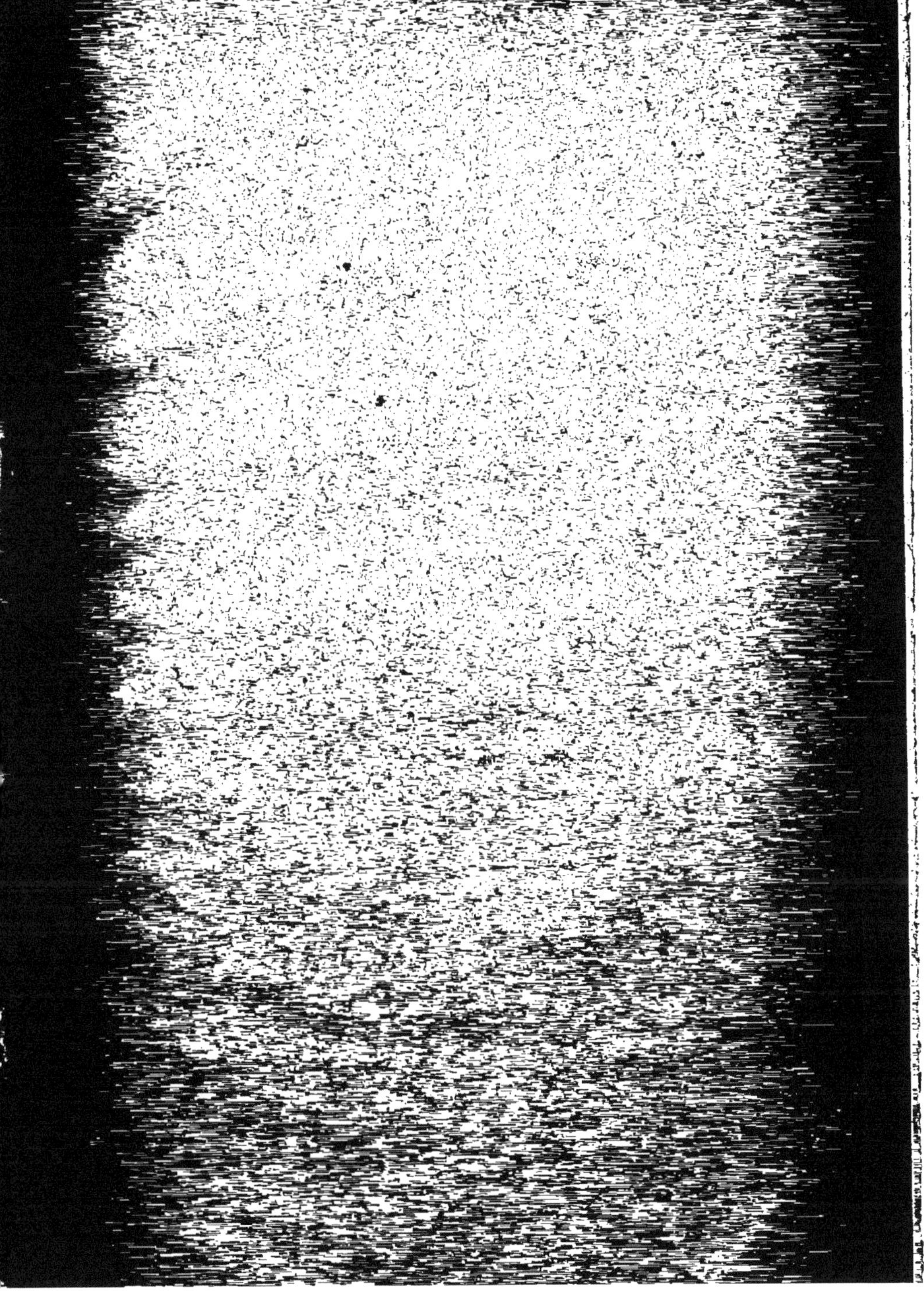

PRINCIPAUX TRAVAUX DU MÊME AUTEUR

Lettres médicales sur les Eaux-Bonnes (Basses-Pyrénées), 1875.

Contribution à l'étude de l'hémoptysie dite **thermale,** 1878 (médaille de bronze de l'Académie de médecine).

Nature et traitement hydrologique de la phtisie pulmonaire, 1883 (médaille d'argent de l'Académie de médecine).

Indications thérapeutiques de l'eau minérale des Eaux-Bonnes, 1887.

Des diverses méthodes de traitement de la phtisie pulmonaire, 1889.

Sur le traitement hydrominéral des maladies des voies respiratoires chez les enfants, 1890.

De la climatologie des Eaux-Bonnes, 1892.

Les Eaux-Chaudes et leurs eaux minérales (Basses-Pyrénées), 1892.

Les Eaux minérales dans l'emphysème pulmonaire, 1896.

Sur l'azote des eaux minérales, 1896 (rappel de médaille d'argent de l'Académie de médecine).

Le Mal de montagne, 1897.

Composition de l'eau minérale des Eaux-Bonnes, 1898.

Du rôle des métaux dans certaines eaux minérales, 1898.

Les Eaux minérales dans le catarrhe bronchique, 1900.

Sur la prétendue absorption cutanée dans le bain, 1901.

Du rôle des eaux-mères en thérapeutique, 1902.

BIBLIOTHEQUE NATIONALE DE FRANCE
3 7531 03931614 7

www.ingramcontent.com/pod-product-compliance
Ingram Content Group UK Ltd.
Pitfield, Milton Keynes, MK11 3LW, UK
UKHW020218200726
13856UKWH00004B/1480